LA GUIDA PER IL PAZIENTE LARINGECTOMIZZATO DURANTE LA PANDEMIA DA COVID-19

LARYNGECTOMEE GUIDE FOR COVID-19 PANDEMIC
ITALIAN EDITION

Itzhak Brook, M.D., M.Sc.

Edizione italiana a cura di

Dott. Luca D'Ascanio
UOC di Otorinolaringoiatria, Azienda Ospedaliera Ospedali Riuniti Marche Nord

Dott.ssa Federica Vitelli
Clinica Otorinolaringoiatrica, Azienda Ospedaliero-Universitaria Pisana

ISBN: 978-1-71659-165-5

SOMMARIO

Dedica

La guida è dedicata ai miei compagni laringectomizzati e ai loro caregivers per il loro coraggio e la loro perseveranza.

Dichiarazione di esclusione di responsabilità

Il dott. Brook non è uno specialista in otorinolaringoiatria e chirurgia cervico-facciale. Questa guida non sostituisce le cure mediche fornite da professionisti del settore.

Introduzione

La pandemia da Coronavirus (COVID-19) rappresenta un'importante sfida dal punto di vista medico, sociale e psicologico sia per i pazienti laringectomizzati che per i loro caregivers. La Guida al paziente laringectomizzato per COVID -19 fornisce informazioni utili per i pazienti laringectomizzati, e più in generale tracheostomizzati, su come affrontare la pandemia da COVID - 19. Contiene informazioni su come prevenire l'infezione e affrontare la depressione, l'isolamento sociale, la fibrosi, il linfedema, i problemi legati alle secrezioni e le perdite dalle protesi fonatorie. Fornisce suggerimenti su come affrontare la dilatazione esofagea, il ricovero ospedaliero, su come mantenersi in forma e mangiare sano.

Ulteriori informazioni sulla cura dei pazienti laringectomizzati sono disponibili in "La Guida per il paziente laringectomizzato" e " La Guida per il paziente laringectomizzato Edizione Estesa" (entrambi sono disponibili gratuitamente come eBook, paperback e Kindle su Amazon, vedere pagina 53-54). Informazioni simili sono disponibili anche sul mio sito web "My Voice" (https://dribrook.blogspot.com/). Sia i libri che il sito web contengono informazioni utili riguardo a: gli effetti collaterali del trattamento radioterapico e chemioterapico; i metodi di riabilitazione fonatoria dopo laringectomia; come prendersi cura delle vie aeree, del tracheostoma, dei filtri per lo scambio di calore e umidità e delle protesi fonatorie. Inoltre affrontano problemi di alimentazione e deglutizione, problemi medici, dentali e psicologici, di respirazione e anestesia, di ospedalizzazione e di trasporto tipici dei soggetti laringectomizzati.

Le informazioni e i consigli forniti ne "La Guida per il Paziente Laringectomizzzato durante la Pandemia da COVID-19" si basano sulle raccomandazioni e le conoscenze disponibili al momento della stesura della guida, iniziata a partire dal 1 giugno 2020. Le informazioni e le conoscenze sulla prevenzione e la gestione dell'infezione da COVID-19 sono in continua crescita ed evoluzione. Poiché le raccomandazioni per la prevenzione e il trattamento dell'infezione da COVID-19 potrebbero subire dei cambiamenti, è importante seguire gli aggiornamenti del dipartimento sanitario locale e del Centro per il Controllo e la Prevenzione delle Malattie e consultare i professionisti medici.

Sebbene questa guida non sostituisca l'assistenza medica professionale, può essere utile per i soggetti laringectomizzati e per i loro caregivers nella gestione della vita quotidiana e delle sfide presentate dalla pandemia da COVID-19.

Capitolo 1:

Prevenzione e protezione dei soggetti tracheostomizzati (inclusi i laringectomizzati) e dei pazienti oncologici dall'infezione da COVID-19

Prevenzione dell'infezione da Coronavirus nei soggetti tracheostomizzati (inclusi i laringectomizzati)

La maggior parte delle persone si ammala meno di "raffreddore" dopo l'intervento di laringectomia totale. Ciò avviene in quanto i virus respiratori generalmente infettano dapprima il naso, per poi diffondersi ad altri siti corporei (inclusi i polmoni). Poiché i soggetti laringectomizzati non respirano attraverso il naso, questa modalità di trasmissione è piuttosto rara.

Tuttavia, tutti i virus respiratori (incluso il COVID-19) possono anche penetrare nel corpo umano attraverso il naso, la bocca, la congiuntiva e il tracheostoma (nei soggetti tracheostomizzati) per inalazione o contaminazione a partire da un oggetto o una mano contaminati. È quindi buona norma che i soggetti laringectomizzati siano particolarmente prudenti.

I soggetti laringectomizzati presentano un elevato rischio di mortalità per infezione da COVID-19 a causa di altre comorbidità (ad esempio patologie polmonari croniche, patologie vascolari periferiche, patologie cardiache, patologie cerebrovascolari, diabete, neoplasie ecc.) e a causa della propensione al collasso dei lobi polmonari inferiori (atelettasia) dovuta alla perdita di resistenza delle vie aeree superiori. Inoltre, poiché molti laringectomizzati sono spesso degli ex-fumatori, sono anche predisposti ad infezioni acute delle vie respiratorie a causa della ridotta funzione muco-ciliare e dell'irritazione delle mucose indotta da aria fredda e secca.

Le informazioni e le conoscenze sulla prevenzione e la gestione dell'infezione da COVID-19 sono in continua evoluzione. Poiché le raccomandazioni per la prevenzione e il trattamento dell'infezione da COVID-19 possono cambiare, è importante seguire gli aggiornamenti del dipartimento sanitario locale e del Centro di Controllo e Prevenzione delle Malattie (Center of Disease Control and Prevention, CDC) e consultare i professionisti medici.

Se qualcuno che vive a stretto contatto con un soggetto laringectomizzato si ammala di COVID-19, deve necessariamente mettersi in auto-isolamento ed evitare qualsiasi contatto con il laringectomizzato. Dall'altro lato, è importante che i soggetti laringectomizzati proteggano se stessi e gli altri membri della comunità dal COVID-19. A causa dell'aumentato rischio di aerosolizzazione a partenza dal tracheostoma, è necessario che i pazienti sottoposti a laringectomia totale coprano sempre la stomia in pubblico. La migliore protezione contro la formazione di aerosol e l'inalazione di particelle virali è rappresentata dall'utilizzo dei filtri HME, che possiedono potere filtrante sia nei confronti dei batteri che dei virus. Molti pazienti utilizzano la cannula per laringectomia, ma durante la pandemia è preferibile servirsi di filtri HME che, attaccati allo stoma tramite speciali cerotti, consentono di filtrare tutta l'aria sia inspirata che espirata, riducendo al minimo la formazione di aerosol. Se il paziente non riesce ad ottenere una buona adesione del cerotto, può utilizzare in alternativa la cannula per laringectomia con uno speciale raccordo per i filtri HME.

I soggetti laringectomizzati possono dunque proteggere se stessi e gli altri seguendo tali indicazioni:

- Indossare filtri scambiatori di calore e umidità (HME) 24 ore su 24, 7 giorni su 7, soprattutto quando si è in presenza di altre persone. I filtri HME con maggiore capacità filtrante funzionano meglio nel ridurre il rischio di inalazione del virus (Provox MicronTM). (**Figura 1**) Provox Micron contiene un filtro elettrostatico e ha una capacità di filtrazione > 99,9%; la sua copertura impedisce il contatto diretto delle dita con la stomia mentre si parla. Qualora venga indossato da un soggetto laringectomizzato infetto da Coronavirus, è in grado di proteggere le persone che vi entrano in contatto. Ha un'attività massima durante le prime 24 ore di utilizzo. L'adattatore Provox HME consente di applicare un filtro HME a qualsiasi cannula tracheostomica con connettore ISO da 15 mm. I portatori di tracheotomia possono proteggersi utilizzando il ProTrach XtraCare HME.

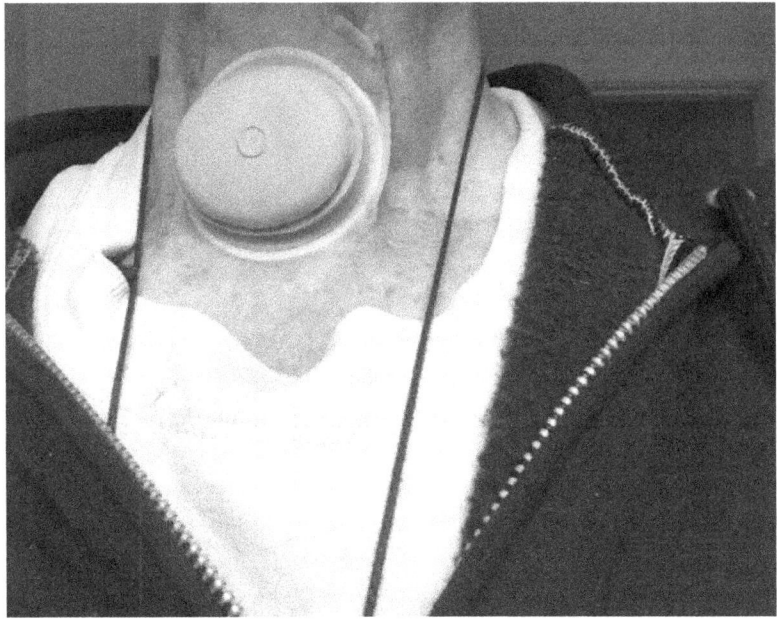

Figura 1: filtro Provox Micron

- Indossare filtri HME FreeHands (che non richiedono il contatto con le dita per parlare) nei pazienti con protesi fonatoria. Coloro che utilizzano un normale filtro HME dovrebbero lavarsi le mani prima di toccarlo.

- Indossare una mascherina chirurgica (**Figure 2, 3**), un dolcevita in cotone 100% o una sciarpa sopra la stomia. Si consiglia di legare i nastri superiori della mascherina intorno al collo, e di utilizzare dei nastri aggiuntivi per prolungare quelli inferiori, permettendo così di portarli sotto le braccia e legarli dietro la schiena. (**Figure 4-6**)
- Indossare una mascherina chirurgica aggiuntiva sopra il naso e la bocca, e occhiali protettivi o schermo facciale (**Figura 2, 3**). Ciò può impedire al virus sia di penetrare nel corpo del laringectomizzato attraverso questi siti, sia di diffondersi ad altre persone qualora egli sia infetto. Gli uomini dovrebbero radersi la barba prima di indossare la mascherina chirurgica. Se indossata correttamente, la mascherina chirurgica può aiutare a contenere i *droplets* di particelle di grandi dimensioni, spruzzi, spray o schizzi che possono contenere germi (virus e batteri). (**Figura 7**) Sebbene la mascherina chirurgica sia efficace nel bloccare schizzi e goccioline di grandi dimensioni, non è in grado di filtrare o bloccare le particelle più piccole che possono essere trasmesse nell'aria da tosse e starnuti. Indossare la mascherina sullo stoma e sul viso serve anche ad impedire ai soggetti laringectomizzati di toccare queste aree con le mani sporche.

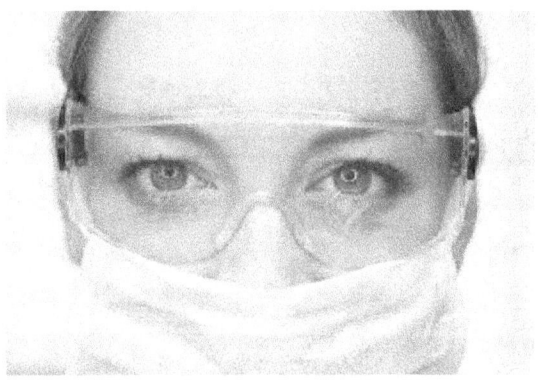

Figura 2: mascherina chirurgica indossata sopra il naso e la bocca e occhiali protettivi

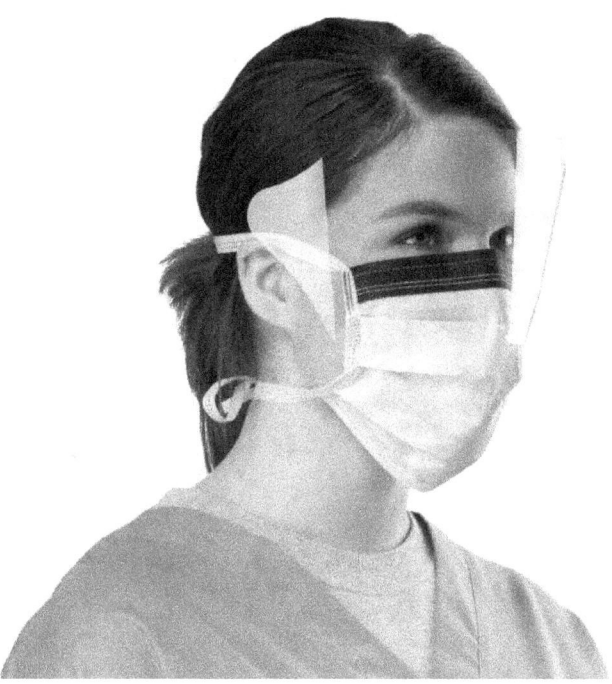

Figura 3: mascherina chirurgica con schermo facciale protettivo

- Lavarsi spesso le mani con acqua e sapone per almeno 20 secondi. Se non sono disponibili acqua e sapone, usare un disinfettante per le mani a base alcolica che contenga almeno il 60% di alcol. Ciò risulta particolarmente importante nei pazienti con protesi fonatoria prima di maneggiare la stomia e toccare l'HME.

- Evitare di toccare la stomia, l'HME, gli occhi, il naso e la bocca con le mani non lavate. Una buona routine potrebbe essere rappresentata dall'utilizzo della mano non dominante per toccare la stomia e della mano dominante per altre attività (ad esempio, toccare la maniglia di una porta ecc.).

- Evitare contatti ravvicinati con persone malate ed evitare luoghi pubblici e affollati.

- Pulire e disinfettare oggetti e superfici toccati di frequente.

Coloro che vivono a stretto contatto con soggetti tracheostomizzati potrebbero esporli all'infezione virale qualora siano portatori asintomatici del virus o infetti. Pertanto sia gli uni che gli altri devono osservare una meticolosa igiene delle mani e indossare mascherine chirurgiche, guanti, schermi per gli occhi e altri oggetti protettivi ogni volta che entrano in contatto tra loro.

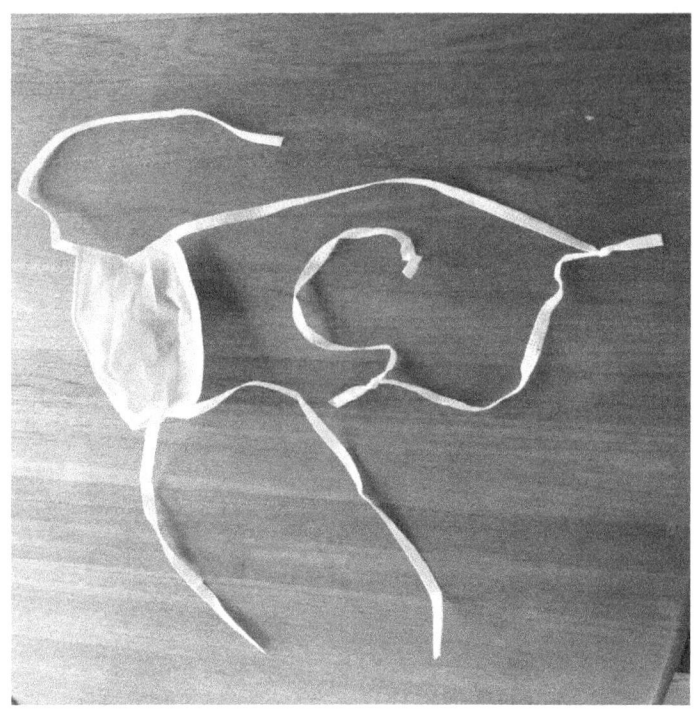

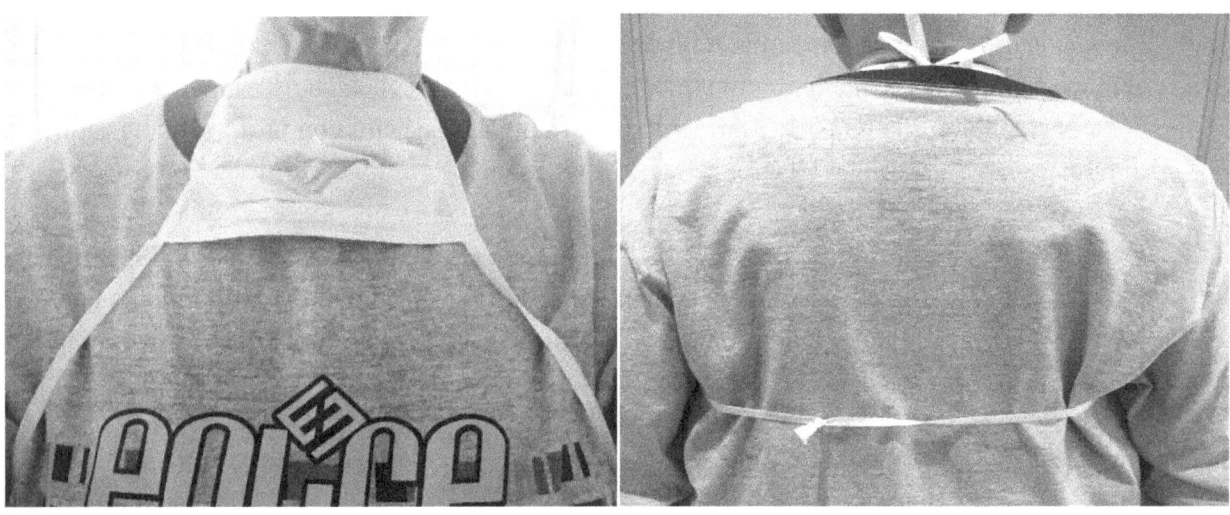

Figure 4-6: mascherina chirurgica modificata da indossare sullo stoma

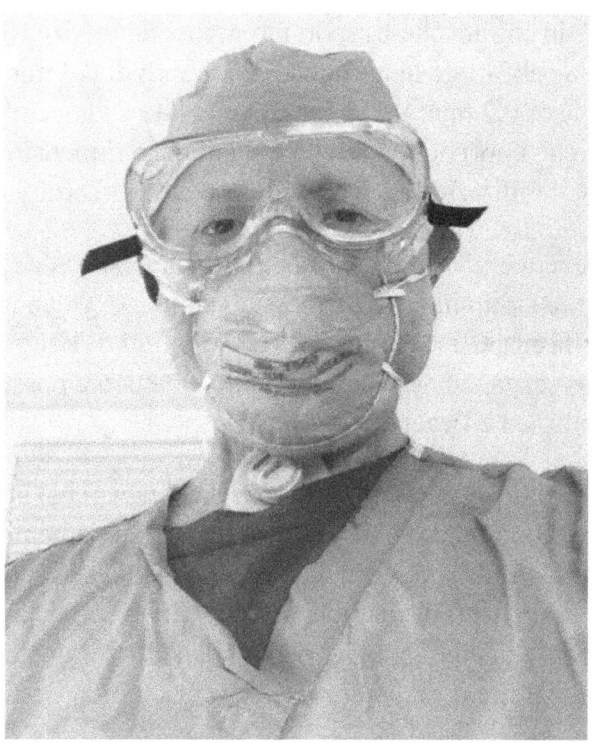

Figura 7: protezione mediante Provox Micron, maschera facciale N95 e occhiali protettivi

Informazioni per i soggetti tracheostomizzati su mascherine chirurgiche, maschere N95 e mascherine di tessuto

Si raccomanda che i soggetti tracheostomizzati, inclusi i laringectomizzati, coprano lo stoma (anche quando si utilizza un filtro HME) e il naso e la bocca con due diverse mascherine chirurgiche o respiratori (solo stomia) e, se questi non sono disponibili, con una mascherina in tessuto.

Se indossata correttamente, una mascherina chirurgica può aiutare a bloccare i *droplets* di particelle di grandi dimensioni, spruzzi, spray o schizzi che possono contenere germi (virus e batteri). Le mascherine chirurgiche sono anche in grado di proteggere gli altri dalle secrezioni respiratorie di chi le indossa.

Sebbene una mascherina chirurgica sia efficace nel bloccare *droplets* di particelle di grandi dimensioni, non filtra né blocca le particelle più piccole che possono essere trasmesse nell'aria da tosse e starnuti. È importante sottolineare come l'uso di una maschera N95 e di uno schermo facciale possa non essere efficace al 100% nel prevenire l'infezione da COVID-19. Due recenti meta-analisi di Smith e collaboratori e di Long e collaboratori non sono riuscite a dimostrare la superiorità delle maschere N95 rispetto alle mascherine chirurgiche standard nella prevenzione dell'influenza.

Una maschera N95 (la "N" significa Non efficace contro i materiali oleosi, il "95" indica che il 95% delle particelle non oleose aerodisperse viene filtrato, e "maschera" indica un dispositivo che protegge contro l'inalazione di particelle pericolose) funziona fornendo una barriera fisica ed elettrostatica alle goccioline in entrata che trasportano particelle di virus SARS-CoV-2. (**Figura 8**) Le N95 sono efficaci al 95% nel filtrare le particelle più grandi di 0,3 micron. Sebbene le particelle virali stesse siano più piccole di 0,2 micron, vengono veicolate da goccioline di acqua, muco e saliva molto più grandi. Poiché i pori delle maschere hanno una dimensione di circa 1 micron, la componente elettrostatica della filtrazione è molto importante per fornire protezione.

Lo strato esterno della maschera N95 è realizzato in materiale resistente ai fluidi per impedire l'ingresso di umidità mentre lo strato interno è in tessuto sintetico. Quando viene lavata con acqua e sapone, perde gran parte della sua efficacia. La luce UV e i fumi di H_2O_2, così come il calore e l'umidità distruggono i virus senza danneggiare il tessuto sintetico e possono consentire il riutilizzo delle maschere senza diminuirne l'efficacia.

Se si riutilizza una maschera N95, è necessario rimuoverla con estrema attenzione per evitare di toccarne le superfici e quindi contaminarla. È richiesto un posizionamento accurato. L'efficacia della maschera può essere testata spruzzando della saccarina sulla sua superficie; se la saccarina viene inalata o percepita al gusto, l'efficacia della maschera non soddisfa gli standard. Se una persona riesce a percepire odore di cipolla, aglio o alcol dall'alito di qualcun altro, significa che si trova troppo vicino, a meno di 2 metri di distanza.

Le prove attuali suggeriscono che è più difficile trasmettere il COVID-19 attraverso superfici morbide come mascherine di tessuto (sopravvive fino a 24 ore) rispetto a superfici rigide come maniglie delle porte, pulsanti dell'ascensore, piani di tavoli, posate, bicchieri, ecc., dove può sopravvivere per 3-4 giorni. Le mascherine di tessuto indossate da un soggetto affetto da COVID-19 possono essere lavate in acqua calda insieme a quelle indossate del resto della famiglia, poiché le alte temperature sono sufficienti a inattivare il virus.

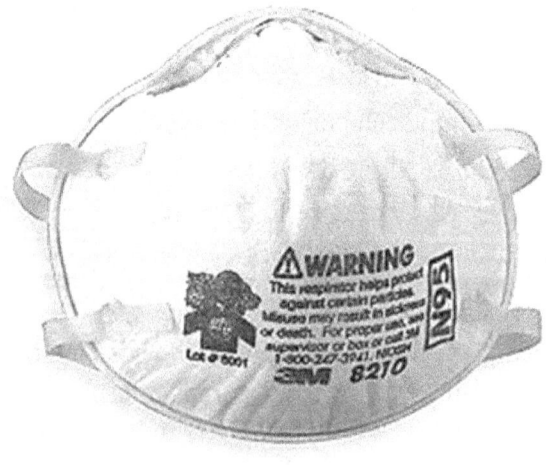

Figura 8: maschera N95

Barba o peli sul viso interferiscono con l'efficacia della maschera facciale contro il COVID-19

Il CDC raccomanda di indossare una copertura per il viso (ad esempio una mascherina chirurgica o una maschera N95) in ambienti pubblici in cui le misure di allontanamento sociale risultino difficili da mantenere (ad esempio negozi di alimentari, farmacie ecc.), specialmente in aree di significativa trasmissione basata sulla comunità. Sebbene i soggetti respirino attraverso lo stoma, si consiglia di indossare una mascherina facciale, oltre a coprire lo stoma con una mascherina chirurgica modificata o con un filtro HME.

La corretta adesione al viso della mascherina è una pratica fondamentale per la protezione delle vie respiratorie. I peli sul viso che si trovano lungo l'area di adesione di una maschera facciale, come la barba, le basette o i baffi, possono ridurre la capacità protettiva della maschera stessa. (**Figura 9**) Gas, vapori e particelle virali nell'aria prenderanno il percorso di minor resistenza e aggireranno la porzione di maschera in grado di catturarle o filtrarle. Ciò può consentire l'accesso del virus alle vie respiratorie.

Si raccomanda pertanto a tutti, inclusi i soggetti tracheostomizzati, di radersi il viso prima di indossare una mascherina. Per chi è stato sottoposto anche allo svuotamento del collo, la rasatura può risultare difficoltosa a causa del permanere di parestesie. In questi soggetti l'uso di un rasoio elettrico consente una rimozione sicura dei peli senza danneggiare la pelle.

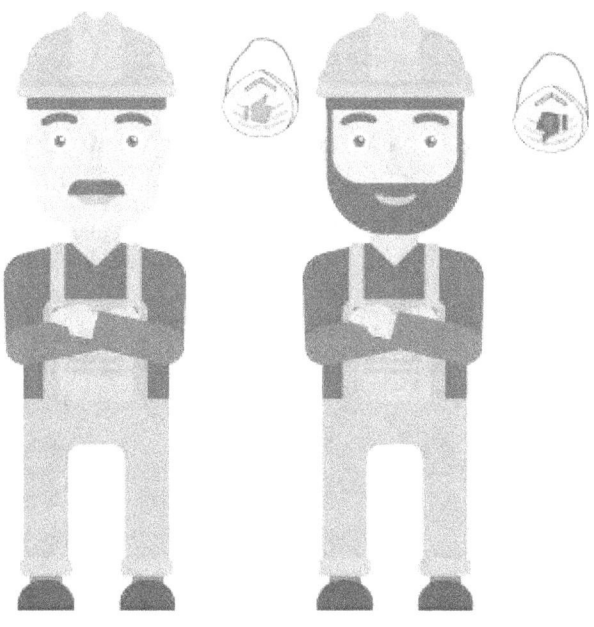

Figura 9: peli facciali e mascherina chirurgica

Protezione dei pazienti immunocompromessi dal COVID-19

Gli anziani, gli individui affetti da patologie croniche come le malattie cardio-vascolari, polmonari o il diabete e gli immunocompromessi sembrano presentare un maggior rischio di sviluppare gravi complicanze dovute all'infezione da COVID-19. Maggiore è il numero dei fattori di rischio, maggiore è il rischio stesso.

Esempi di individui immunocompromessi includono i pazienti affetti da HIV/AIDS, gli oncologici, i trapiantati (poiché assumono farmaci immunosoppressori) e quelli con malattie ereditarie che colpiscono il sistema immunitario.

I pazienti oncologici, compresi quelli con tumori del distretto testa collo, presentano un maggior rischio di sviluppare infezioni gravi da COVID-19, qualora in aggiunta presentino le seguenti condizioni:

- Età> 55 anni
- Malattie polmonari preesistenti
- Malattie renali
- Ipertensione e/o malattie cardiovascolari
- Diabete
- Immunosoppressione da: trattamento cronico con prednisone (> 20 mg / die), farmaci biologici, trapianto, chemioterapia e HIV. Il rischio di sviluppare una malattia grave può dipendere dal grado di soppressione immunitaria.

Queste persone, così come coloro che vi abitano a stretto contatto, dovrebbero stare particolarmente attente nel seguire le istruzioni del CDC e del governo locale. Si consiglia l'auto-isolamento presso il proprio domicilio, evitando qualsiasi contatto. https://www.cdc.gov/coronavirus/2019-ncov/index.html.

Si consiglia di contattare il proprio medico curante per assistenza o qualora dovessero insorgere dei sintomi sospetti.

Come affrontare la pandemia da COVID-19 per il paziente affetto da tumore del distretto testa collo

La pandemia globale da COVID-19 rappresenta un evento particolarmente stressante per i pazienti che devono sottoporsi a trattamenti medici o chirurgici a causa di tumori del distretto testa collo, così come per i loro caregivers e per i sopravvissuti.

A causa del crescente numero di pazienti affetti da COVID-19, molti sistemi sanitari hanno adottato alcune strategie per fornire un'assistenza adeguata ai pazienti non COVID-19, riducendo il rischio di trasmissione dell'infezione ai pazienti e al personale medico. Ulteriori considerazioni includono la disponibilità limitata di sale operatorie e di letti di degenza e la scarsità di dispositivi di protezione individuale (DPI) necessari a mantenere condizioni igieniche di sicurezza.

Di seguito è riportato un breve schema, preparato dalla Head and Neck Cancer Alliance (modificato), che riassume i cambiamenti da adottare in futuro.

I pazienti sottoposti ad un trattamento attivo (in particolare a chemioterapia) corrono un rischio maggiore di contrarre un'infezione. È molto importante che sia loro sia i loro conviventi seguano le istruzioni del CDC e del governo locale:

- Lavarsi frequentemente le mani con acqua e sapone per 20 secondi, compresi i polsi.

- Se non è possibile lavarsi le mani, utilizzare un disinfettante per le mani e strofinarle per 20 secondi.

- Disinfettare le superfici di uso comune come tavoli, maniglie e telefoni.

- Evitare il contatto diretto con gli altri, come gli abbracci o le strette mano, e stare ad almeno 2 metri di distanza da altre persone.

- Evitare di riunirsi in gruppi di sei o più persone, soprattutto se in uno spazio chiuso.

- Evitare di condividere tazze o utensili con altre persone.

- Coprire la bocca o lo stoma quando compaiono tosse o starnuti.

- Indossare mascherine e occhiali protettivi quando si è a rischio di esposizione al virus.

- Evitare il contatto con chiunque abbia un'infezione nota da COVID-19 o con individui con tosse e/o febbre.

- Evitare viaggi aerei o altri mezzi di trasporto pubblico.

- Avvisare immediatamente il proprio medico curante nel caso in cui compaiano sintomi sospetti (tosse, febbre, dolori muscolari o altri sintomi) o vi sia stato un contatto con una persona con infezione sospetta o nota da COVID-19. Potrebbe essere necessario essere visitati e potenzialmente testati per il virus.

I pazienti che hanno concluso il trattamento oncologico vengono sottoposti a follow-up per monitorare l'eventuale comparsa di recidive o di effetti collaterali correlati al trattamento. Nella situazione di crisi attuale, queste visite potrebbero essere considerate come non urgenti e potrebbero aumentare il rischio di esposizione al COVID-19 sia per i malati oncologici che per i medici. Di conseguenza, molti ospedali stanno posticipando interventi chirurgici non urgenti, visite di follow-up di routine ed esami di imaging (come TC e PET/TC) per ridurre al minimo il rischio di trasmissione e preservare le risorse sanitarie, che potrebbero diventare limitate. Tuttavia, se un paziente manifesta nuovi segni o sintomi di recidiva di malattia (ad esempio peggioramento del dolore a livello del cavo orale o della gola, alterazioni della voce o della deglutizione, un'ulcera del cavo orale che non è guarita in 2 settimane, dolore all'orecchio senza riscontro obiettivo all'otoscopia, un nuovo nodulo nel collo) dovrebbe informare il proprio medico in quanto potrebbe essere necessaria una valutazione urgente.

Sebbene il distanziamento sociale, l'isolamento e la quarantena siano efficaci nel ridurre l'incidenza del COVID-19, aumentano il rischio generale per la salute. L'isolamento sociale tra gli anziani è associato ad un maggior rischio di comparsa di patologie cardiovascolari, autoimmuni, neurocognitive e mentali. È importante quindi fare attenzione ed evitare di trascurare problemi di salute generale durante la pandemia.

Alcune istituzioni offrono consulti clinici virtuali (telemedicina), ossia interazioni con operatori sanitari tramite videoconferenza, nel tentativo di ridurre l'esposizione sia dei pazienti che del personale sanitario. Sebbene i consulti virtuali e la telemedicina non sostituiranno mai completamente le interazioni di persona, in tempi di crisi possono fornire un mezzo efficace per mantenere la relazione medico-paziente, consentendo colloqui diretti riguardanti i sintomi e le preoccupazioni specifiche della malattia, e per discutere i futuri piani di trattamento. I consulti virtuali possono essere molto importanti per i malati oncologici del distretto testa collo, poiché evitano l'esposizione dei pazienti in ambiente ospedaliero e riducono al minimo il rischio di infettare altri pazienti con sistema immunitario compromesso, ma anche operatori sanitari e personale. Sia i pazienti che gli operatori sanitari vanno rassicurati sul fatto che questi incontri rappresentano un valido approccio alla sorveglianza oncologica e consentono di identificare i pazienti che potrebbero necessitare di una visita di persona.

Altre considerazioni di carattere generale:

- Mantenere una stretta comunicazione con la famiglia e con i propri cari e con il team sanitario.

- Munirsi di una scorta sufficiente (per almeno 2 settimane) di alimenti facili da conservare, prescrizioni mediche, prodotti per la pulizia e altri elementi essenziali.

- Contattare il proprio medico per ottenere un accesso facilitato ai farmaci da prescrizione e alle forniture necessarie (ad esempio, alimentazione mediante sondino naso-gastrico, forniture per tracheotomia e dispositivi di protezione individuale)

I soggetti tracheostomizzati (inclusi i laringectomizzati) hanno un maggiore rischio di contrarre l'infezione da COVID-19 a causa dell'anatomia modificata delle loro vie aeree. Questi individui dovrebbero osservare precauzioni speciali (vedi sopra).

Test per COVID-19 nei laringectomizzati

Sono disponibili due tipi di test per il COVID-19: test virali e test anticorpali.

- Un test virale indica se un soggetto ha un'infezione attiva in corso. Si ottiene raccogliendo un campione rinofaringeo mediante tampone. I pazienti tracheostomizzati devono essere testati mediante due differenti tamponi: uno per raccogliere un campione nasofaringeo e l'altro un campione dallo stoma.

- Un test anticorpale si ottiene prelevando un campione di sangue periferico. Indica se un soggetto ha avuto una pregressa infezione.

Coloro che risultano positivi al test virale e sono sintomatici o convivono con soggetti sintomatici devono adottare misure protettive speciali.

Un risultato negativo al test virale indica solamente che il soggetto testato non presentava l'infezione da COVID-19 al momento del test. Sia che il test virale risulti positivo sia che risulti negativo, il soggetto sottoposto al test dovrebbe comunque continuare ad adottare misure preventive per proteggere se stesso e gli altri.

Un test anticorpale potrebbe non essere in grado di dimostrare se una persona ha un'infezione in corso, perché sono necessarie 1-3 settimane dall'infezione attiva per produrre anticorpi. Al momento non è chiaro se la presenza di anticorpi contro il virus sia un fattore protettivo nei confronti di una nuova infezione o per quanto tempo potrebbe durare tale protezione.

Il CDC ha stilato delle linee guida per coloro che devono essere sottoposti a test per COVID-19, ma le decisioni riguardo ai test vengono prese dai dipartimenti sanitari statali e locali o dagli operatori sanitari.

Maggiori dettagli sul sito https://www.cdc.gov/coronavirus/2019-ncov/symptoms-testing/testing.html e https://www.cdc.gov/coronavirus/2019-nCoV/lab/index.html

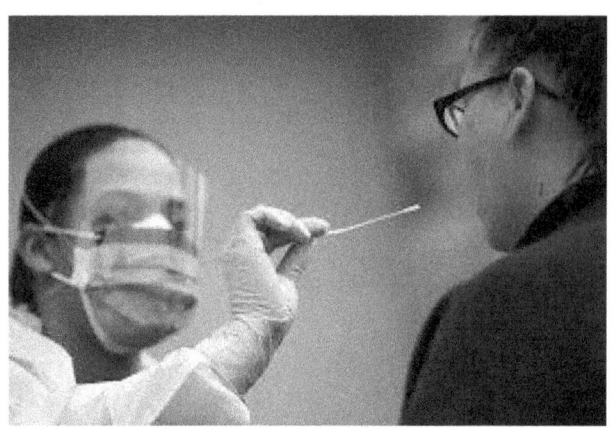

Figura 10: tampone naso-faringeo

Capitolo 2:

Problemi psicologici e sociali nei pazienti con tumore del distretto testa collo (inclusi i laringectomizzati) causati dalla pandemia da COVID-19

Problemi di salute mentale nei pazienti con tumore del distretto testa e collo (inclusi i laringectomizzati) causati dalla pandemia da COVID-19

L'attuale epidemia da COVID-19 sta aumentando i livelli di depressione, paura, ansia e stress a livello sociale. È stato inoltre segnalato un aumento delle morti per suicidio durante questo periodo di quarantena. A livello individuale, lo stato di tensione può esacerbare la comparsa di ansia e di sintomi simil-psicotici, nonché scatenare problemi mentali non specifici (ad esempio, alterazioni del tono di umore, del ciclo sonno/veglia, fobie, attacchi di panico). I pazienti con tumore del distretto testa collo sono più vulnerabili sia all'infezione virale sia all'insorgenza di questi problemi psicologici. I laringectomizzati possono sperimentare un maggior senso di solitudine e di isolamento sociale.

A ciò contribuiscono la situazione economica di base e le difficoltà nell'ottenere cure mediche e diagnostiche, farmaci da prescrizione e forniture mediche.

I pazienti con tumore del distretto testa collo con problemi di salute mentale, come disturbi ossessivo-compulsivi (DOC), stress post-traumatico (PTSD), ansia, depressione e paranoia possono subire un'esacerbazione dei loro sintomi.

Tale soggetto può prevenire tali situazioni e alleviare, almeno in parte, la sua vulnerabilità psicologica:

- Cercando supporto da professionisti nel campo della salute mentale (psichiatri, psicologi, assistenti sociali ecc.)

- Ottenendo forniture mediche e di altro tipo mediante consegna a domicilio

- Impegnandosi in attività salutari come leggere, guardare film, fare passeggiate, fare esercizio fisico e apprendere una nuova abilità

- Sviluppando una routine

- Ottenendo informazioni da fonti affidabili

- Limitando l'esposizione ai media solo a determinati momenti della giornata

- Essendo consapevoli di cosa sia l'ansia e cosa sia la realtà nei propri pensieri e nelle proprie conversazioni

- Seguendo le linee guida (ad esempio, utilizzare i metodi di lavaggio delle mani precedentemente prescritti, evitare di toccare il viso, evitare di abbracciare e stringere la mano, restare a casa e contattare il proprio medico in caso di problemi medici)

- Connettendosi con familiari e amici tramite internet, social media, videochiamate e telefono

Per i pazienti con tumore del distretto testa collo, seguire queste linee guida può rappresentare un valido aiuto per superare la pandemia da Coronavirus.

Come affrontare la depressione

Molte persone si sentono depresse a causa della pandemia da COVID-19. L'isolamento sociale, la paura di contrarre l'infezione e le difficoltà nell'ottenere cure mediche e odontoiatriche adeguate contribuiscono a rafforzare questa sensazione. I laringectomizzati sono più inclini a sentirsi depressi a causa della loro difficoltà comunicativa e della loro lotta quotidiana nell'affrontare i loro handicap e limitazioni. Tuttavia lo stigma sociale associato alla depressione spesso impedisce di trovare una terapia adeguata.

Alcuni dei segni della depressione includono:

- Sensazioni di impotenza e disperazione, o che la vita non abbia significato

- Nessun interesse a stare con la famiglia o gli amici

- Incapacità di comunicare

- Difficoltà di concentrazione

- Nessun interesse per il proprio hobby

- Perdita di appetito o nessun interesse per il cibo

- Piangere per lunghi periodi di tempo o più volte al giorno

- Alterazioni del ciclo sonno/veglia, dormendo troppo o troppo poco

- Cambiamenti nel livello di energia e apatia

- Ampi sbalzi d'umore che possono passare dall'euforia alla disperazione

- Sentirsi isolati

- Modificazioni del desiderio sessuale

- Pensieri sulla morte e sul suicidio, inclusi la pianificazione dell'atto o il suicidio stesso

Le sfide della vita da laringectomizzato fanno sì che risulti ancora più difficile affrontare la depressione. Non essere in grado di parlare, o addirittura avere difficoltà nel parlare, rende più difficile esprimere le proprie emozioni e può portare all'isolamento. Le cure mediche e chirurgiche spesso non sono sufficienti per affrontare tali problemi; dovrebbe essere data maggiore enfasi al benessere mentale dopo l'intervento di laringectomia.

Affrontare e superare la depressione è fondamentale, non solo per il benessere del paziente, ma anche per facilitare il recupero fisico e aumentare le proprie possibilità di sopravvivenza e guarigione definitiva. Vi sono crescenti prove scientifiche che certificano una connessione tra mente e corpo. Sebbene molte di queste connessioni non siano ancora comprese, è ben noto che le persone motivate e con un atteggiamento positivo tendono a guarire più rapidamente, vivono più a lungo e talvolta sopravvivono ad enormi difficoltà.

Incoraggiamo i soggetti che hanno pensieri suicidi a cercare aiuto presso professionisti della salute mentale come assistenti sociali, psicologi e psichiatri.

Come superare la depressione

E' possibile trovare la propria forza interiore per combattere la depressione, specialmente durante la pandemia COVID.

Alcuni dei modi con cui i pazienti laringectomizzati o con tumore del distretto testa collo possono superare la depressione includono:

- Evitare l'abuso di sostanze

- Chiedere aiuto al proprio medico, infermiere o membro del team sanitario con cui ci si sente a proprio agio

- Escludere altre cause mediche (ad es. ipotiroidismo, effetti collaterali di farmaci ecc.)

- Imporsi di prendere iniziativa

- Ridurre al minimo lo stress

- Dare il buon esempio per gli altri

- Tornare alle attività precedenti

- Parlare con uno psicologo o un assistente sociale

- Considerare l'idea di assumere farmaci antidepressivi

- Cercare sostegno in familiari, amici, professionisti, colleghi, compagni laringectomizzati e gruppi di sostegno

Questi sono alcuni dei modi per rinnovare il proprio spirito:

- Svolgere attività nel tempo libero

- Costruire relazioni interpersonali

- Mantenersi fisicamente in forma e attivi

- Reinserirsi socialmente con la famiglia e gli amici

- Fare volontariato

- Trovare progetti mirati

- Riposare

Il sostegno dei familiari e degli amici è molto importante. Il continuo contributo e coinvolgimento nella vita degli altri può essere rinvigorente. Si può trarre forza nel rappresentare parte attiva della vita dei propri figli e nipoti. Dare l'esempio ai propri figli e nipoti a non mollare di fronte alle avversità può essere la forza trainante per prendere l'iniziativa e superare la depressione.

Il coinvolgimento in attività che si apprezzavano prima dell'intervento chirurgico può fornire uno scopo di vita. La partecipazione alle attività di un club locale di laringectomizzati può essere una nuova fonte di sostegno, consiglio e amicizia.

Anche cercare l'aiuto di un professionista di salute mentale, come un assistente sociale, uno psicologo o uno psichiatra può essere molto utile. Poiché ciò può diventare più difficile durante la pandemia, si consiglia l'utilizzo della telemedicina. Esistono molte opzioni di trattamento per la depressione. Questi includono la psicoterapia, i farmaci e la stimolazione magnetica transcranica. E' molto importante avere un medico e un logopedista di fiducia e in grado di garantire un follow-up continuo. Il loro coinvolgimento può aiutare i pazienti ad affrontare nuovi problemi sia in campo medico che del linguaggio e può contribuire ad aumentare il loro senso di benessere.

Incoraggiamo i soggetti che hanno pensieri suicidi a cercare aiuto presso professionisti della salute mentale come assistenti sociali, psicologi e psichiatri.

Come far fronte alla quarantena da COVID -19

La quarantena forzata imposta dal COVID-19 può rappresentare un'ardua prova per i laringectomizzati. Le difficoltà comunicative possono aumentare il loro senso di isolamento sociale, portando a problemi medici e psicologici.

Oltre ad adottare misure per ridurre la loro vulnerabilità da un punto di vista psicologico (ad esempio creando una routine, leggendo, guardando film, facendo passeggiate, facendo esercizio fisico e apprendendo una nuova abilità), i laringectomizzati dovrebbero prendere in considerazione i seguenti punti:

- Comunicare con la famiglia, gli amici e i gruppi di sostegno parlando al telefono, oppure via e-mail e messaggi di testo utilizzando computer, tablet e smartphone. Esistono diverse applicazioni che consentono le videochiamate (ad es. Skype, FaceTime, Zoom) per poter rimanere in contatto. Il volume e la qualità della voce possono essere migliorati quando si utilizzano dispositivi di telecomunicazione utilizzando un microfono a mano e posizionandolo vicino al laptop, all'iPad o all'iPhone (**Figura 11**). Sarebbe utile per i gruppi di supporto continuare a tenersi in contatto utilizzando alcuni di questi metodi.

- Coloro che usano la voce tracheo-esofagea possono imparare a comunicare attraverso altri metodi di comunicazione (ad esempio la voce esofagea, il laringofono o il linguaggio dei segni) nel caso in cui debbano sostituire la loro protesi fonatoria.

- Non ignorare i problemi medici, dentali e psicologici. Continuare a ricevere cure da medici, dentisti, professionisti della salute mentale e logopedisti. Qualora l'accesso diretto a tali figure risulti limitato, si consiglia di contattarli utilizzando la telemedicina.

- Avere scorte adeguate di forniture necessarie per parlare e prendersi cura delle vie aeree (ad esempio cerotti da stoma, filtri HME ecc.).

Anche se il confinamento domestico e le altre restrizioni sono state abolite, sarebbe prudente per i laringectomizzati continuare a osservare le misure precauzionali. Man mano che si acquisisce maggiore esperienza clinica nella gestione dell'infezione da COVID-19 e sono disponibili nuovi farmaci e vaccini, le complicanze dell'infezione potrebbero diventare meno pericolose.

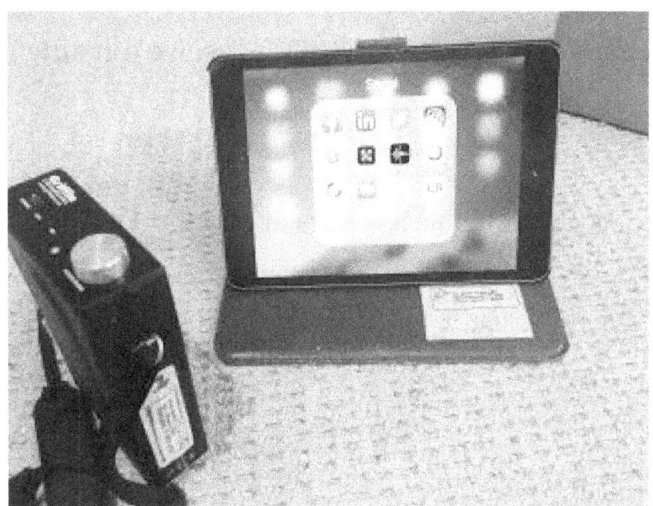

Figura 11: l'amplificatore vocale, posizionato accanto all'iPad, aumenta il volume della voce

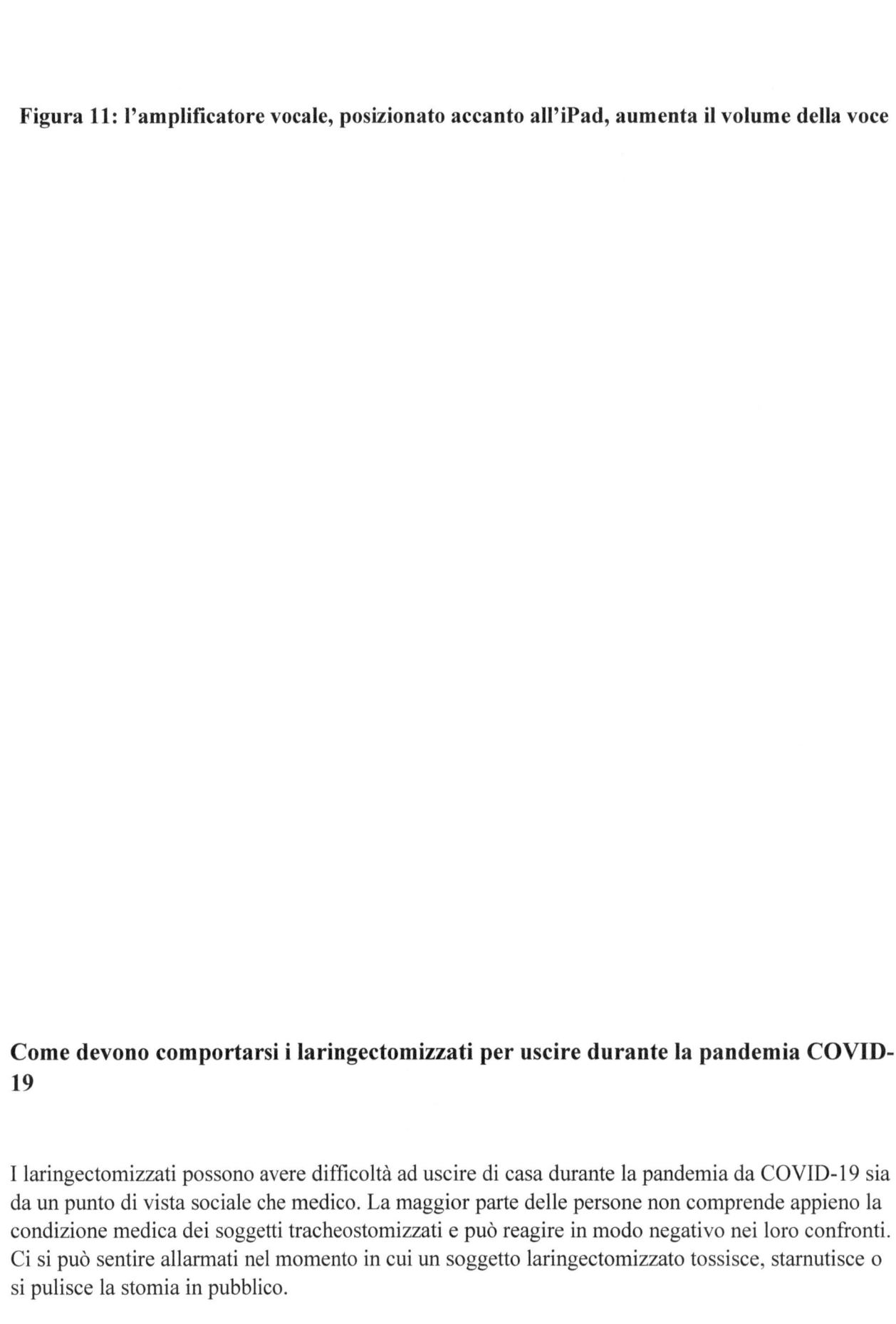

Come devono comportarsi i laringectomizzati per uscire durante la pandemia COVID-19

I laringectomizzati possono avere difficoltà ad uscire di casa durante la pandemia da COVID-19 sia da un punto di vista sociale che medico. La maggior parte delle persone non comprende appieno la condizione medica dei soggetti tracheostomizzati e può reagire in modo negativo nei loro confronti. Ci si può sentire allarmati nel momento in cui un soggetto laringectomizzato tossisce, starnutisce o si pulisce la stomia in pubblico.

Alcuni comportamenti che i laringectomizzati possono intraprendere quando escono in pubblico sono:

- Pulizia della stomia e della trachea prima di uscire, incluso l'inserimento di alcune gocce di soluzione salina nella trachea e l'escrezione delle secrezioni mediante tosse.

- Pulizia della stomia e delle secrezioni in un luogo privato lontano dagli altri (ad esempio in bagno o in una stanza separata).

- Copertura della stomia con un tovagliolo, un panno o con il gomito ogni volta che si tossisce o si starnutisce. Preferibilmente, tale azione deve essere svolta lontano da altre persone. Quando si tossisce con forza, dallo stoma fuoriescono goccioline di acqua e muco che si diffondono nell'aria e possono infettare le persone circostanti, nel caso in cui il soggetto laringectomizzato sia portatore di un virus respiratorio come il COVID-19.

- Mantenimento di una distanza di almeno 2 metri dagli altri.

- Un'utile routine consiste nell'utilizzo della mano non dominante per toccare la stomia e della mano dominante per altre attività (ad esempio, toccare la maniglia di una porta ecc.).

- Utilizzo di una mascherina chirurgica o di tessuto sopra naso e bocca (in aggiunta, indossarne un'altra sopra lo stoma). Questo è importante sia per proteggere i soggetti laringectomizzati dalle altre persone, sia le persone dai laringectomizzati nel caso in cui risultino essi infetti. Inoltre, l'utilizzo della mascherina sopra naso e bocca in pubblico consente al laringectomizzato di apparire esattamente uguale a tutti gli altri. L'utilizzo della mascherina sia sullo stoma che sul viso serve anche a impedire ai laringectomizzati di toccare queste zone con le mani sporche.

Sebbene il confinamento domestico e le altre restrizioni siano state progressivamente rimosse, i laringectomizzati dovrebbero continuare a osservare queste misure precauzionali. Man mano che si acquisisce una maggiore esperienza clinica nella gestione dell'infezione da COVID-19 e si rendono disponibili nuovi farmaci e vaccini, le conseguenze dell'infezione potrebbero diventare meno pericolose.

Capitolo 3:

Come affrontare la comparsa di perdite protesiche o dislocamento della protesi fonatoria durante la pandemia da COVID-19

Come affrontare la comparsa di perdite protesiche o dislocamento della protesi fonatoria durante la pandemia da COVID-19

La pandemia da COVID-19 è fonte di difficoltà sia per i laringectomizzati che per i medici che li seguono. A causa della riduzione dei servizi ambulatoriali e della disponibilità di protesi fonatorie, i pazienti che utilizzano la voce tracheoesofagea potrebbero trovarsi in difficoltà nel momento in cui debbano sostituire la protesi per la comparsa di perdite attraverso o intorno alla protesi stessa. Un paziente con perdite protesiche presenta un maggior rischio di inalazione, con potenziali sequele quali la polmonite ab ingestis, che potrebbe portare a esiti devastanti qualora i pazienti contraggono contemporaneamente l'infezione da COVID-19.

In basso sono elencati alcuni suggerimenti su come affrontare queste difficoltà:

- Qualora sia possibile, passare all'uso di protesi fonatorie sostituibili dal paziente (non a permanenza).

- Prolungare la durata della protesi fonatoria attuale mantenendola pulita. Per fare ciò, utilizzare dapprima lo scovolino e poi l'irrigatore per la pulizia interna della protesi, in modo da prevenire l'accumulo di biofilm micotico (vedi sotto).

Se compaiono perdite dalla protesi fonatoria si consiglia di:

- Tentare di arrestare le perdite mediante pulizia della protesi, come suggerito ne "La Guida per il Paziente Laringectomizzato) (pagine 75-19) o sul sito http://dribrook.blogspot.com/p/tracheo-esophageal-voice-prosthesis-tep.html

- Arrestare le perdite inserendo un plug adeguato all'interno della protesi (**Figura 12**) al bisogno quando si assumono liquidi o a permanenza, e passare ad un metodo di conversazione alternativo (voce esofagea o laringofono)

- Consumare fluidi viscosi che generalmente non fuoriescono dalla protesi (ad es. yogurt, gelatina, zuppa, farina d'avena, ecc.)

- Bere piccole quantità di liquidi da sdraiati senza fare sforzi, deglutire il liquido come se fosse un alimento, pronunciare poche parole ogni volta che i liquidi vengono ingeriti. Tali accorgimenti possono ridurre il rischio che i liquidi passino in trachea.

- Se la protesi fonatoria fuoriesce o si disloca accidentalmente (senza essere inalata), è possibile inserire nella fistola tracheo-esofagea un catetere di gomma rosso da 12 Fr / 16 " (**Figura 13**) o un dilatatore della fistola per impedirne la chiusura fino alla sostituzione della protesi fonatoria. Il catetere di gomma rosso può essere utile anche come mezzo di nutrizione alternativo fino a quando non sia possibile sostituire la protesi.

Il paziente laringectomizzato deve rivolgersi immediatamente ad un medico qualora la protesi fonatoria venga inalata, in quanto occorre un intervento urgente per rimuoverla.

È utile richiedere assistenza al proprio logopedista qualora si verifichino perdite protesiche.

Ulteriori informazioni su come prevenire e trattare le perdite protesiche sono disponibili nei paragrafi successivi. Tali informazioni sono anche disponibili ne "La Guida per il Paziente Laringectomizzato" http://goo.gl/z8RxEt e nel sito web "My Voice" all'indirizzo http://dribrook.blogspot.com/p/tracheo-esophageal-voice-prosthesis-tep.html

In basso è riportato il link di un video che spiega come comportarsi nel caso di perdite periprotesiche:
Https://www.youtube.com/watch?v=w0K98HtE308&feature=youtu.be

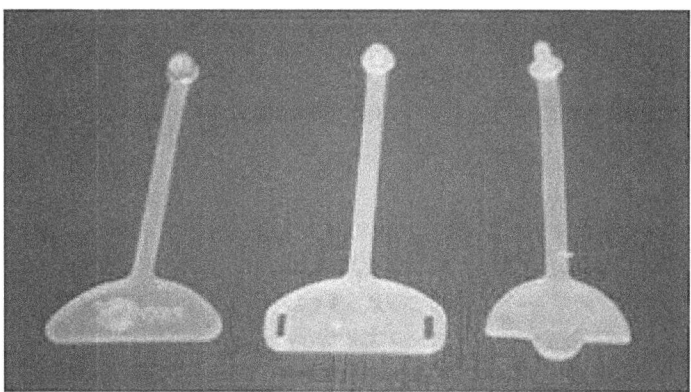

Figura 12: plugs per protesi fonatorie

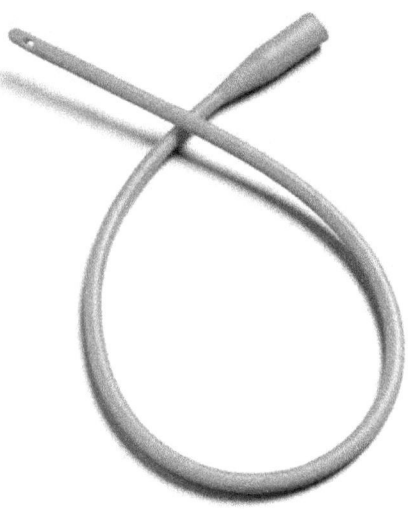

Figura 13: catetere di gomma rosso

Pulizia della protesi fonatoria e prevenzione delle perdite protesiche

È molto importante mantenere pulita la protesi fonatoria per assicurarne una corretta durata e funzionamento. Se non viene pulita adeguatamente, la protesi può essere soggetta a perdite e la capacità di parlare ne risulta inevitabilmente compromessa o indebolita. Si raccomanda di pulire lo spazio interno (lume) della protesi fonatoria almeno due volte al giorno (mattina e sera), preferibilmente dopo i pasti, poiché cibo e muco possono rimanervi intrappolati. A volte il muco occlude la protesi (più frequentemente quando ci si sveglia al mattino o dopo aver mangiato) e ciò interferisce con la capacità di parlare. La pulizia è particolarmente utile dopo aver mangiato cibi viscosi o quando la voce diventa debole.

Per la pulizia interna della protesi vengono utilizzati uno scovolino ed un irrigatore.

Manutenzione e prevenzione delle perdite protesiche

Le linee guida per la manutenzione e la prevenzione delle perdite protesiche sono:

- Prima di utilizzare lo scovolino fornito dalla casa produttrice della protesi (**Figura 14**), immergerlo in una tazza piena d'acqua calda e lasciarlo lì per qualche secondo.

- Per cominciare, si rimuove il muco accumulatosi attorno alla protesi mediante delle pinzette con punte arrotondate. Successivamente, si inserisce lo scovolino nella protesi (non troppo in profondità) e lo si ruota alcune volte avanti e indietro. Lo scovolino deve essere lavato accuratamente con acqua calda dopo ogni pulizia. Si lava infine la protesi con due getti d'acqua calda (non bollente) utilizzando l'apposito irrigatore fornito dalla casa produttrice della protesi.

- Si prende nuovamente lo scovolino e si ripete il processo per altre 2-3 volte, fino a quando la protesi non è perfettamente pulita. E' buona norma attendere che lo scovolino si sia raffreddato prima di riutilizzarlo, e fare attenzione a non inserirlo oltre il colletto interno della protesi fonatoria al fine di evitare traumatismi dell'esofago.

- Si lava la protesi fonatoria con due getti d'acqua potabile calda (non bollente) utilizzando l'irrigatore (**Figura 15**). Per evitare danni all'esofago, sorseggiare dapprima l'acqua per assicurarsi che la temperatura non sia troppo elevata. Si inserisce l'irrigatore nel colletto esterno della protesi esercitando una leggera pressione per sigillare completamente l'apertura. L'angolo di inclinazione della punta dell'irrigatore può variare da individuo a individuo. (L'SLP può fornire istruzioni su come scegliere l'angolazione migliore.) Il lavaggio della protesi deve essere eseguito delicatamente, in quanto una pressione eccessiva può far schizzare acqua in trachea. Se la pulizia con acqua risulta difficoltosa, può essere eseguita anche con aria.

- Prevenire la formazione di biofilm micotici e/o batterici (vedi sotto).

L'acqua calda garantisce una migliore pulizia della protesi rispetto all'acqua a temperatura ambiente, probabilmente perché è in grado di sciogliere le secrezioni mucose secche e forse anche di rimuovere (o addirittura inattivare) alcune colonizzazioni micotiche formatesi sulla superficie della protesi.

I produttori di scovolini e irrigatori forniscono indicazioni su come pulirli e quando gettarli. Lo scovolino deve essere sostituito quando le setole si piegano o si consumano.

Lo scovolino e l'irrigatore, dopo ogni utilizzo, devono essere puliti con acqua calda e sapone e asciugati con un asciugamano. Un modo per tenerli puliti è metterli su un asciugamano ed esporli alla luce solare per alcune ore al giorno. In questo modo viene sfruttato il potere antimicrobico dei raggi UV per ridurre la carica batterica o fungina.

Si consiglia di inserire 2-3 cc di soluzione salina sterile (**Figura 16**) nella trachea almeno due volte al giorno (anche di più se l'aria è secca), indossare un filtro HME 24 ore su 24, 7 giorni su 7 e usare un umidificatore. Ciò aiuta mantenere morbide le secrezioni mucose e a evitare che occludano il lume della protesi fonatoria.

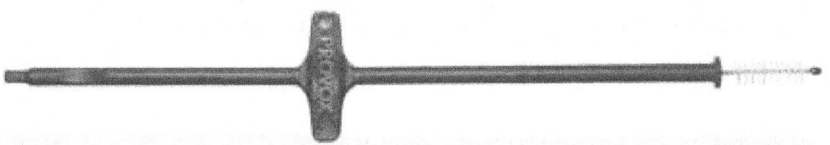

Figura 14: scovolino per protesi fonatoria (Atos Medical)

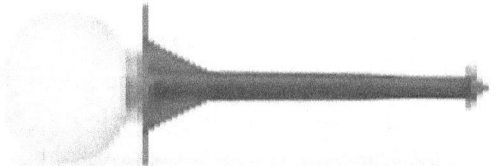

Figura 15: irrigatore per protesi fonatoria (Atos Medical)

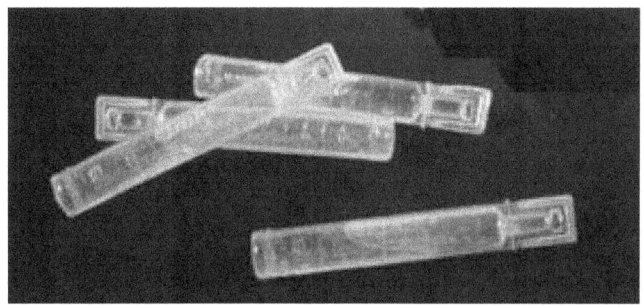

Figura 16: fiale monouso di soluzione salina sterile per le vie respiratorie

Come prevenire la crescita di biofilm sulla protesi fonatoria

La crescita incontrollata di funghi e batteri sotto forma di biofilm (pellicola sottile e viscosa di microrganismi adesa ad una superficie) sulla protesi fonatoria è una delle cause di perdita protesica. Tuttavia, ci vuole del tempo affinchè funghi e batteri crescano sulla superficie di una nuova protesi fonatoria formando il biofilm che ne impedisce il corretto funzionamento. Di conseguenza, è molto improbabile che si verifichino malfunzionamenti della protesi fonatoria immediatamente dopo la sostituzione a causa di colonizzazione micotica. La formazione del biofilm sulla protesi può anche portare ad un aumento di resistenza del flusso aereo, facendo sì che risulti più difficile parlare.

La colonizzazione fungina deve essere constatata dalla persona addetta al cambio protesi. Le colonie di Candida sono facilmente riconoscibili ad occhio nudo; se possibile, è buona norma raccogliere ed inviare ad un laboratorio microbiologico un campione prelevato dalla protesi fonatoria.

Si possono utilizzare farmaci antimicotici come il Mycostatin e il Clotrimazolo per prevenire la degradazione della protesi fonatoria. Sono disponibili con prescrizione medica sotto forma di sospensione orale o compresse. Le compresse di Mycostatin possono essere frantumate e sciolte in acqua. Secondo alcune fonti di carattere aneddotico l'aceto di mele, noto inibitore della crescita fungina, può essere usato in forma di gargarismi o venire ingerito per prevenire la crescita di candida sulla protesi fonatoria.

Tuttavia, è inappropriato somministrare preventivamente una terapia antifungina (ad esempio con Mycostatin) solo perché si presume che la candida causerà la degradazione della protesi fonatoria. È una pratica costosa, che può portare allo sviluppo di farmaco-resistenze e causare effetti collaterali non necessari.

Esistono, tuttavia, eccezioni alla regola. Ad esempio, si consiglia di prescrivere preventivamente terapie antimicotiche ai pazienti diabetici, ai pazienti sottoposti a terapie antibiotiche o steroidee prolungate o a chemioterapia e ai pazienti con evidenti infezioni micotiche in atto (lingua patinata ecc.).

Esistono diverse metodiche per prevenire la crescita fungina sulla protesi fonatoria:

- Ridurre il consumo di zuccheri mediante cibi e bevande, lavarsi bene i denti dopo aver consumato cibi e/o bevande zuccherati.

- Lavare bene i denti dopo ogni pasto e soprattutto prima di andare a dormire.

- Pulire quotidianamente la protesi.

- I pazienti diabetici dovrebbero mantenere la glicemia entro livelli adeguati.

- Assumere antibiotici e corticosteroidi solo se necessario.

- Dopo aver usato una sospensione orale di un agente antifungino, attendere 30 minuti per lasciarlo agire e poi lavarsi i denti. Ciò è necessario in quanto alcune di queste sospensioni contengono zucchero.

- Immergere lo scovolino per protesi fonatoria in una piccola quantità di sospensione di Mycostatin o aceto di mele e poi pulire il lume della protesi fonatoria prima di andare a dormire. (Si può preparare una miscela fatta in casa sciogliendo un quarto di compressa di Mycostatin in 3-5 cc di acqua). Ciò permette di posizionare piccole quantità di antimicotico all'interno della protesi fonatoria. La sospensione non utilizzata deve essere gettata. Non mettere troppo Mycostatin o aceto nella protesi per evitare che sgoccioli in trachea. Pronunciare alcune parole dopo aver posizionato la sospensione nella protesi farà sì che penetri verso il colletto interno.

- Consumare probiotici mangiando yogurt.

- Spazzolare delicatamente la lingua se patinata (placche bianche).

- Sostituire lo spazzolino da denti dopo essere guariti da una candidosi orale.

- Tenere pulito lo scovolino.

Capitolo 4:

Muco, riabilitazione respiratoria e attività fisica durante la pandemia da COVID-19

Produzione di muco e umidificazione dell'aria

In condizioni di normalità, l'aria inalata a livello nasale viene umidificata, riscaldata fino a raggiungimento della temperatura corporea e filtrata da microrganismi e particelle di polvere presenti nell'aria. Poiché nel soggetto laringectomizzato queste funzioni vengono a mancare, è importante cercare di ripristinarle; tale pratica deve essere mantenuta anche durante la pandemia da COVID-19.

Quando l'umidità dell'aria inalata è troppo bassa, la trachea può seccarsi e fissurarsi fino alla comparsa di emorragie. Se l'emorragia è significativa o non risponde ad un aumento dell'umificazione tracheale, si consiglia di consultare un medico. Inoltre, è necessario contattare il proprio medico qualora la quantità o il colore delle secrezioni prodotte diventi alterata.

La secchezza tracheale, l'irritazione e l'iperproduzione di muco possono portare alla formazione di croste in trachea. Le croste di grandi dimensioni possono causare l'ostruzione completa delle vie aeree che può portare al collasso di interi segmenti polmonari (atelettasia). Una trachea infiammata può essere più suscettibile all'infezione da COVID-19 e ad altri virus del tratto respiratorio.

I passaggi per ottenere una corretta umidificazione dell'aria inspirata includono:

- Indossare un filtro scambiatore di calore e umidità (HME) 24 ore su 24, 7 giorni su 7, al fine di mantenere elevata l'umidità tracheale e preservare il calore all'interno della trachea e dei polmoni.

- Bagnare i bavagli per tracheostoma, al fine di respirare aria umidificata. Questa può essere una buona pratica, sebbene risulti meno efficace rispetto all'utilizzo di un filtro HME.

- Bere liquidi a sufficienza per mantenersi ben idratati.

- Inserire 3-5 cc di soluzione fisiologica (preferibilmente utilizzando fialette monouso) nel tracheostoma dalle 3 alle 5 volte al giorno.

- Usare un umidificatore da ambiente per ottenere circa il 40-50% di umidità dell'aria e monitorare i livelli di umidità con un igrometro. Questo è valido sia in estate quando si utilizza l'aria condizionata, sia in inverno quando si accendono i termosifoni.

- Utilizzare un nebulizzatore due volte al giorno.

- Respirare vapore da una pentola d'acqua bollente o da una doccia calda.

Maggiori informazioni a riguardo sono contenute ne "La Guida per il Paziente Laringectomizzato" sui siti internet http://bit.ly/38BJUnt e https://dribrook.blogspot.com/p/mucous-and-airway-care.html

Riabilitazione respiratoria

Nel paziente sottoposto a laringectomia totale l'aria inalata bypassa la porzione superiore del sistema respiratorio ed entra in trachea e nei polmoni direttamente attraverso lo stoma. Tali modificazioni influiscono sullo sforzo respiratorio e sulla funzione polmonare. Ciò richiede adattamento e riabilitazione. In realtà la respirazione diventa più semplice e meno faticosa nei laringectomizzati, in quanto le resistenze al flusso d'aria si riducono bypassando naso e bocca. Poiché per i laringectomizzati far entrare aria nei polmoni è più facile, non hanno più bisogno di gonfiare e sgonfiare i polmoni completamente. È quindi normale riscontrare nei pazienti laringectomizzati capacità polmonari e respiratorie ridotte. Ciò potrebbe portare al collasso di porzioni più o meno estese delle basi polmonari. L'atelettasia di porzioni polmonari può aumentare il rischio di contrarre infezioni da virus respiratori e rendere più difficile la corretta ventilazione del paziente.

Esistono diverse metodiche a disposizione dei pazienti laringectomizzati per preservare e aumentare la loro capacità polmonare:

- L'utilizzo di un filtro scambiatore di calore e umidità (HME) può creare resistenza allo scambio d'aria. Questo obbliga il paziente a riempire completamente i polmoni per ottenere la quantità di ossigeno necessaria.

- Esercizi respiratori regolari sotto la guida di un medico e di un fisioterapista, per insegnare al paziente a riempire completamente i polmoni e migliorare le proprie capacità cardiache e respiratorie. Un ulteriore metodo per migliorare la capacità respiratoria è quello di utilizzare uno spirometro incentivante modificato (un dispositivo in cui si soffia per far salire la pallina contenuta al suo interno fino al range indicato). E' poi possibile segnare i propri progressi mediante un puntatore di posizione. (**Figura 17**) Lo spirometro incentivante può essere modificato per i pazienti laringectomizzati sostituendo il boccaglio con una tettarella per biberon di ampio diametro che si adatti perfettamente allo stoma. Un altro modo per esercitare l'espansione polmonare è fare 2-3 respiri profondi, trattenere il fiato e poi espirare lentamente l'aria.

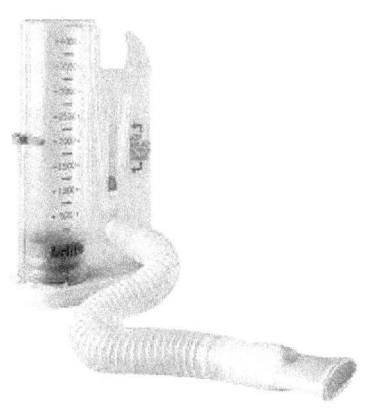

Figura 17: spirometro incentivante

- Usare la respirazione diaframmatica. Questa modalità di respirazione consente un maggiore utilizzo della capacità polmonare. Può essere esercitata sia a riposo che durante l'esercizio fisico (ad esempio, mentre si cammina o si va in bicicletta). (vedi sotto)

Maggiori informazioni a questo riguardo sono contenute ne "La Guida per il Paziente Laringectomizzato" sui siti internet http://bit.ly/38BJUnt e https://dribrook.blogspot.com/p/mucous-and-airway-care.html

Mantenersi in forma e conservare una nutrizione adeguata durante la pandemia da COVID-19

Mantenersi in forma e fare esercizio fisico durante la pandemia COVID-19 può risultare difficoltoso. Poiché la gente tende ad isolarsi e a non frequentare luoghi affollati, molte palestre sono rimaste chiuse. Allo stesso tempo, è importante che i laringectomizzati continuino a fare esercizio fisico e a rimanere il più attivi possibile, per la salute sia mentale che fisica. Per mantenersi in forma si possono eseguire esercizi a corpo libero e usare la cyclette a casa propria, così come fare passeggiate all'aperto mantenendo le distanze sociali e indossando mascherine protettive e filtri HME.

Le persone che seguono una dieta ben bilanciata tendono ad essere più sane, con un sistema immunitario più forte e meno suscettibili a malattie croniche o infezioni. Per i laringectomizzati mangiare in maniera sana e bilanciata è fondamentale, ma a volte può essere difficile a causa di problemi di disfagia (leggi di più sul sito https://dribrook.blogspot.com/p/eating-and-swallowing-issues.html).

Il mantenimento di una corretta alimentazione e idratazione durante l'epidemia da COVID-19 è un elemento fondamentale secondo l'Organizzazione Mondiale della Sanità (OMS) (http://www.emro.who.int/nutrition/nutrition-infocus/nutrition-advice-for-adults-during-the-covid-19-outbreak.html).

I consigli nutrizionali per gli adulti da parte dell'OMS prevedono un'alimentazione varia, ricca di cibi freschi e non lavorati al fine di introdurre tutte le vitamine, i sai minerali, le fibre, le proteine e gli antiossidanti di cui il corpo ha bisogno. Anche bere molta acqua è importante. L'OMS raccomanda di evitare zuccheri, grassi e sale per ridurre al minimo il rischio d'insorgenza di sovrappeso, obesità, malattie cardiache, ictus, diabete e neoplasie.

Capitolo 5:

Come trattare la fibrosi e il linfedema e affrontare la dilatazione esofagea

---

Come trattare la fibrosi e il linfedema durante la pandemia da COVID-19

È importante che i pazienti sottoposti a radioterapia e/o interventi chirurgici per neoplasie del distretto testa collo continuino a sottoporsi ai trattamenti consigliati per ridurre la fibrosi e il linfedema post-attinici a livello del viso e del collo.

Sottoporsi ad un trattamento fisioterapico può però risultare difficile o addirittura impossibile durante la pandemia da COVID-19. Alcuni fisioterapisti offrono trattamenti mediante telemedicina. La maggior parte dei fisioterapisti incoraggia i propri pazienti a continuare gli esercizi a domicilio.

Il trattamento della fibrosi può essere tranquillamente svolto a domicilio mediante stretching dei muscoli del collo, da eseguire tramite esercizi specifici come le flessioni del mento, le rotazioni della testa e i movimenti circolari delle spalle. Tali esercizi possono ridurre la tensione a livello dei tessuti del collo e aumentarne il range di movimento. È necessario eseguire questi esercizi per tutta la vita per mantenere una buona mobilità del collo.

Il trattamento del linfedema che può essere svolto a domicilio include il drenaggio linfatico manuale, l'utilizzo di bende e indumenti compressivi, esercizi correttivi e la cura della pelle.

È buona norma consultare il proprio fisioterapista per informarsi sulle modalità di trattamento appropriate da seguire a domicilio.

Maggiori informazioni a questo riguardo sono contenute ne "La Guida per il Paziente Laringectomizzato" e sui siti internet http://bit.ly/38BJUnt, https://dribrook.blogspot.com/p/lymphedema-and-neck-swelling.html (per il linfedema) e https://dribrook.blogspot.com/p/radiation-side-effects.html (per la fibrosi).

Come affrontare la stenosi del neofaringe o dell'esofago durante la pandemia da COVID-19

La pandemia da COVID-19 genera numerose difficoltà sia per i pazienti oncologici del distretto testa collo che per i medici che li seguono. A causa della riduzione o totale assenza dei servizi ambulatoriali, gli interventi di dilatazione di stenosi del neofaringe e/o dell'esofago potrebbero non essere eseguibili.

Seguono alcuni suggerimenti su come affrontare queste problematiche:

- Eseguire la dilatazione a domicilio utilizzando un dispositivo di auto-dilatazione.

- Considerare un trattamento che risolva la stenosi a lungo termine (stent, laser ecc.).

- Modificare temporaneamente la dieta prediligendo cibi morbidi o liquidi.

- Utilizzare un sondino naso-gastrico per l'alimentazione enterale.

Si consiglia inoltre di contattare il proprio logopedista per ricevere assistenza.

Molte strutture ospedaliere eseguono le dilatazioni per i pazienti che non riescono ad assumere calorie e liquidi a sufficienza per il proprio fabbisogno quotidiano.

Maggiori informazioni a questo riguardo sono contenute ne "La Guida per il Paziente Laringectomizzato" e sui siti internet http://bit.ly/38BJUnt e https://dribrook.blogspot.com/p/eating-and-swallowing-issues.html

Capitolo 6:

Ricovero in ospedale

Il ricovero in ospedale dei pazienti laringectomizzati richiede una preparazione speciale a causa delle loro speciali esigenze e delle loro difficoltà di comunicazione. È meglio preparare tutto in anticipo in previsione di un eventuale ricovero in regime di urgenza.

Come preparare un kit con le informazioni e il materiale essenziali per il ricovero in ospedale

I laringectomizzati possono necessitare di cure mediche in condizioni di emergenza o non-urgenza presso un ospedale o un'altra struttura medica. A causa delle difficoltà comunicative con il personale medico è utile preparare, specialmente per quando si è in difficoltà, una cartella clinica con tutte le informazioni utili sulla propria condizione. Inoltre è utile portare con sé un kit (**Figura 18**) contenente dispositivi e forniture necessari per preservare la capacità comunicativa e provvedere alla cura della propria stomia. Il kit deve essere conservato in un luogo facilmente accessibile in caso di emergenza.

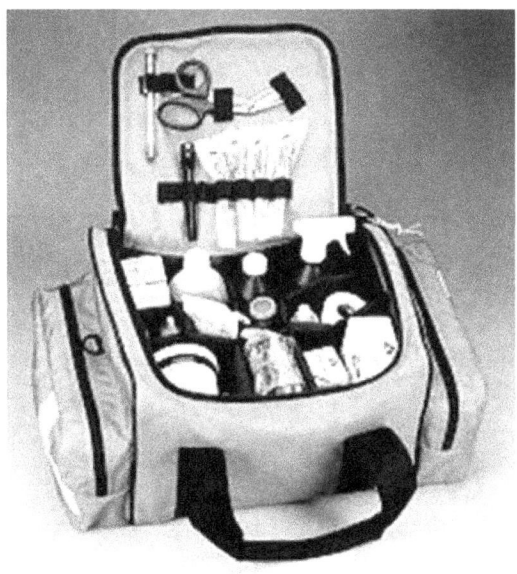

Figura 18: kit d'emergenza

Il kit deve contenere quanto segue:

- Un riepilogo aggiornato della storia medica e chirurgica, delle allergie e della diagnosi del paziente

- Un elenco aggiornato dei farmaci assunti a domicilio e dei referti di tutte le procedure, gli esami radiologici e i test di laboratorio. Questi possono essere raccolti su cartaceo, su CD o su chiavetta USB

- Contatti di persone di riferimento

- Informazioni (telefono, e-mail, indirizzo) del proprio medico curante, specialista ORL e logopedista, dei membri della propria famiglia e degli amici

- Una foto o disegno che illustri l'anatomia del collo e delle vie aeree superiori del soggetto laringectomizzato e, se presente, dove si trova la protesi fonatoria

- Un quaderno e una penna

- Un laringofono con batterie di ricambio (anche per chi utilizza una protesi fonatoria)

- Una scatola di fazzoletti di carta

- Una scorta di fiale di soluzione fisiologica monouso, filtri HME, cerotti per filtri HME e materiali utili per applicarli e rimuoverli (ad es. alcool, colla, ecc.) e per pulire la protesi fonatoria (scovolino e irrigatore)

- Pinzette, specchietto, torcia tascabile (con batterie di ricambio)

Preparare il kit prima di un eventuale ricovero è di fondamentale importanza. Altro elemento utile è quello di indossare un braccialetto che identifichi come tale il soggetto laringectomizzato. (**Figura 19**).

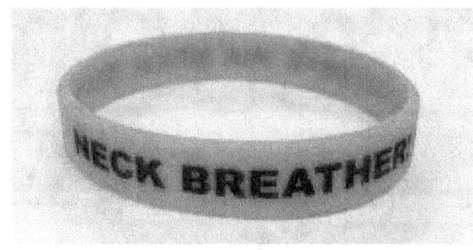

Figura 19: braccialetto di riconoscimento per laringectomizzati

Come garantire cure adeguate durante il ricovero per i pazienti tracheostomizzati, inclusi i laringectomizzati

I soggetti tracheostomizzati hanno un elevato rischio di ricevere cure inadeguate quando vengono ricoverati in ospedale. Il personale medico spesso non è a conoscenza della loro condizione, non sa come occuparsi delle loro vie aeree e potrebbe non sapere come comunicarci.

La pandemia da COVID-19 ha provocato un aumento del carico di lavoro del personale ospedaliero, e ciò potrebbe portare a delle mancanze nella cura dei pazienti laringectomizzati. Inoltre, poichè la maggior parte degli ospedali ha limitato l'accesso ai caregivers, per i laringectomizzati è diventato ancora più difficile comunicare con il personale sanitario.

È quindi importante adottare alcune misure per garantire un'assistenza adeguata a questi pazienti:

1. Informare il caposala e il medico responsabile del reparto circa le esigenze generali e specifiche del paziente laringectomizzato. In caso di ricovero programmato, questo può essere fatto prima del ricovero stesso, al fine di consentire al personale di prepararsi al meglio e di ottenere forniture e attrezzature adeguate.

2. Quando il paziente laringectomizzato deve essere sottoposto ad una procedura in sedazione o ad un intervento chirurgico, ricordare al caposala, al medico responsabile e all'anestesista la corretta modalità di somministrazione dell'anestesia, di aspirazione, ventilazione e intubazione.
   Ciò è illustrato nel video su YouTube: https://goo.gl/Unstch
   Il video è disponibile anche in DVD, fornito gratuitamente da Atos Medical. (**Immagine 20**).

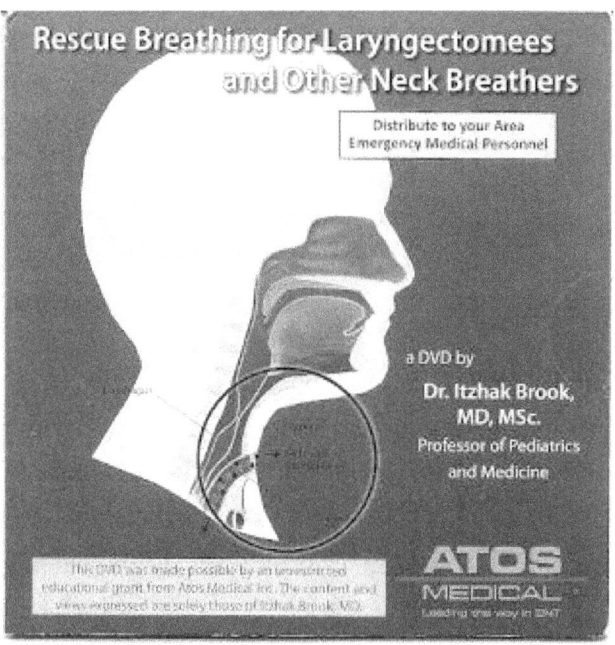

Figura 20: DVD sulla respirazione artificiale nei pazienti laringectomizzati

3. Informare il nutrizionista sulle esigenze alimentari del laringectomizzato.

4. Informare e, quando possibile, incontrare il logopedista dell'ospedale per garantire cure e disponibilità di forniture adeguate.

5. I laringectomizzati che hanno difficoltà deglutitorie devono richiedere che i farmaci per os siano somministrati in forma liquida o facile da deglutire.

6. Richiedere forniture e attrezzature specifiche per garantire cure respiratorie adeguate, come fialette di soluzione fisiologica monouso, umidificatore e aspiratore.

7. Continuare a ricordare ad ogni membro del personale sanitario le condizioni del laringectomizzato. Questo può essere fatto dal paziente stesso e/o dal suo caregiver.

8. Informare il caposala, il medico responsabile e/o l'avvocato dell'ospedale riguardo al paziente laringectomizzato qualora l'assistenza medica non sia adeguata o qualora vengano commessi errori.

9. Chiedere che vengano collocati nella stanza del paziente laringectomizzato cartelli informativi per il personale. (**Immagine 21**)

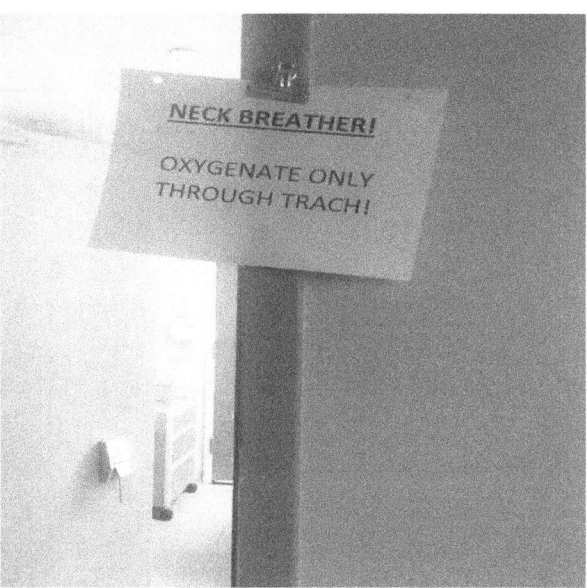

Immagine 21: cartelli informativi per il personale sanitario nella stanza del paziente laringectomizzato

10. Indossare il braccialetto di riconoscimento per laringectomizzati sullo stesso lato del braccialetto identificativo del paziente. (**Figura 22**) Poiché il personale è sempre tenuto a controllare il braccialetto identificativo del paziente, ricorderà più facilmente la sua condizione di laringectomizzato.

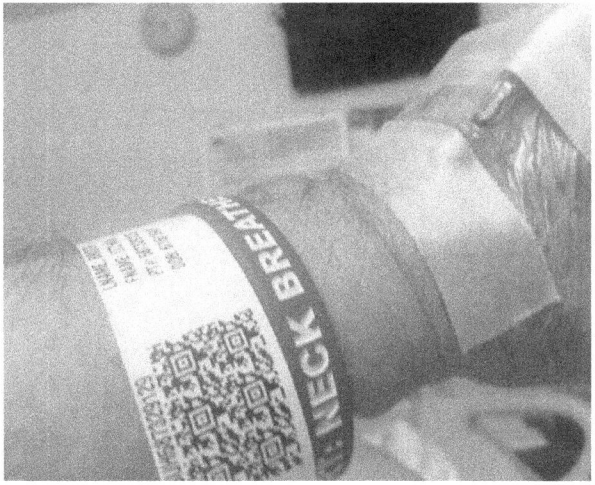

Figura 22: durante il ricovero indossare il braccialetto di riconoscimento per laringectomizzati sullo stesso lato del braccialetto identificativo del paziente

11. Assicurarsi che il laringectomizzato sia in grado di comunicare con il personale. I pazienti che utilizzano la voce tracheoesofagea potrebbero aver bisogno di usare metodi di comunicazione alternativi come il laringofono o dispositivi di scrittura come laptop, smartphone, ecc.

12. Preparare un kit con le informazioni e il materiale essenziali per un ricovero ospedaliero (vedi sopra).

Capitolo 7:

Linee guida per la cura del tumore del distretto testa-collo durante la pandemia da COVID-19

Uno speciale articolo pubblicato dal Dott. Givi e collaboratori su JAMA Otolaryngology-Head & Neck Surgery presenta le linee guida per l'esame clinico del distretto testa-collo e per le procedure chirurgiche e non chirurgiche che possono essere eseguite durante la pandemia da nuovo Coronavirus (COVID-19).

Poiché l'esame clinico del distretto testa-collo di pazienti con COVID-19 sospetto o confermato è considerato una procedura ad alto rischio, gli autori hanno stilato alcune raccomandazioni per gli operatori sanitari sulla base di una revisione della letteratura e del confronto diretto con medici esperti in procedure di sicurezza durante la pandemia da COVID-19.

Le linee guida affermano che:

1. Gli appuntamenti non urgenti dovrebbero essere posticipati, al fine di limitare il rischio infettivo nei confronti di pazienti e operatori sanitari. Ciò include il rinvio delle visite per patologia benigna e dei controlli di routine per pazienti con pregresso tumore del distretto testa-collo.

2. I pazienti devono essere interrogati telefonicamente sulla comparsa di segni o sintomi di nuova insorgenza suggestivi di recidiva di malattia, nonché di sintomi tipici dell'infezione da COVID-19.

3. Le visite in presenza dovrebbero essere garantite nei casi di elevato rischio di recidiva di malattia.

4. Occorre mantenere il rapporto con i pazienti e favorire le valutazioni eseguibili non in presenza. Si consiglia di ricorrere, quando possibile, alla telemedicina attraverso visite telefoniche o in videochiamata.

5. Le visite in presenza dovrebbero essere limitate ai pazienti che necessitano di un esame approfondito del distretto testa-collo (ad esempio visite postoperatorie, complicanze di protesi fonatorie, sintomi suggestivi per recidiva di malattia ecc.). Più in basso sono fornite linee guida dettagliate sull'esame clinico e le procedure associate.

E' auspicabile seguire procedure di routine e attentamente pianificate al fine di fornire cure adeguate e garantire la sicurezza degli operatori sanitari e dei pazienti.

Per leggere le linee guida fare clic su questo link.
https://jamanetwork.com/journals/jamaotolaryngology/fullarticle/2764032

Hennessy e collaboratori presentano alcune considerazioni di buona pratica clinica sulla gestione di pazienti sottoposti a laringectomia totale. Forniscono inoltre alcune raccomandazioni per i pazienti laringectomizzati su come ridurre al minimo il rischio infettivo sia per loro stessi che nei confronti della comunità.

https://authorea.com/users/5588/articles/440471-a-commentary-on-the-management-of-total-laryngectomy-patients?commit=79a4762517151daa75e748822146d03e37328943

Capitolo 8:

Come rendere la propria casa a prova di Coronavirus

Si raccomanda di rimanere a casa il più possibile durante la pandemia da COVID-19. Tuttavia, a un certo punto diventa necessario recarsi al supermercato o in farmacia.

Poiché le raccomandazioni nei confronti del COVID-19 possono cambiare, è importante seguire gli aggiornamenti del dipartimento sanitario locale e del Centro per il Controllo e la Prevenzione delle Malattie (CDC).

È buona norma che una sola persona del nucleo familiare svolga le commissioni domestiche, al fine di limitare le esposizioni esterne. Può essere utile allestire una postazione dove disinfettare o lasciare gli alimenti confezionati in un'area al di fuori della casa o in una stanza poco trafficata.

Mentre ci si trova fuori casa:

- Mantenere una distanza di sicurezza di almeno due metri dagli altri.

- Pulire le maniglie dei carrelli o i cestini durante la spesa.

- Indossare sempre la mascherina, specialmente vicino ad altre persone.

- Non è necessario indossare guanti. Tuttavia, è importante lavarsi spesso le mani ed evitare di toccarsi il viso.

Quando si torna a casa:

- Lavarsi le mani con acqua e sapone per almeno 20 secondi.

- Disinfettare le scatole da asporto e gli alimenti confezionati presso l'apposita postazione.

- Lavare accuratamente i prodotti prima di usarli in cucina.

Disinfezione:

- Disinfettare tutto ciò che viene toccato: maniglie, interruttori della luce, telefono, tastiere, telecomandi, ecc.

- Utilizzare disinfettanti approvati dall'EPA (tra cui salviette disinfettanti Clorox e spray Lysol) e lasciare le superfici bagnate per 3-5 minuti.

Consegna:

- Chiedere ai fattorini di consegnare i pacchi sulla soglia di casa o in un'area designata.

- Se c'è bisogno di recarsi alla porta, mantenere una distanza di sicurezza di almeno due metri.

- Effettuare pagamenti online quando possibile.

- Lavarsi le mani dopo aver ritirato la posta.

- Conservare la posta e le scatole per 1-2 giorni prima dell'apertura. Se ciò non è possibile, lavarsi le mani dopo averle maneggiate.

Lavanderia:

- Lavare regolarmente vestiti, asciugamani e lenzuola ad alte temperature.

- Disinfettare anche il cesto della biancheria o inserire un rivestimento lavabile al suo interno.

- Non scuotere la biancheria sporca per evitare di disperdere il virus nell'aria.

Ospiti:

- Evitare di avere ospiti in casa quando è richiesto un allontanamento sociale.

- Quando si ospita un familiare o un amico, evitare il più possibile gli spazi condivisi.

- Quando è necessario entrare in spazi abitativi condivisi, mantenere una distanza di almeno due metri.

Se qualcuno in casa si ammala:

- In primo luogo, consultare il medico.

- Isolare il malato in un'altra stanza e chiedendogli se possibile di utilizzare un bagno separato.

- Disinfettare quotidianamente le superfici più esposte.

- Evitare elementi di condivisione con il malato.

- Indossare guanti quando si fa il bucato.

- Continuare a lavarsi le mani frequentemente. Chiedere al malato di indossare la mascherina.

Rifornimenti necessari:

- Disinfettanti approvati dall'EPA.

- Se non si dispone di disinfettanti, preparare una soluzione di candeggina mescolando quattro cucchiaini di candeggina per litro d'acqua; oppure utilizzare una soluzione alcolica al 70%.

- Detersivo per bucato.

- Sacchetti della spazzatura.

- Medicinali soggetti a prescrizione (acquistabili online).

- Cibi in scatola: frutta, verdura, legumi.

- Prodotti secchi: pane, pasta, burro di arachidi.

- Alimenti surgelati: carne, verdura, frutta.

Animali domestici:

- Tenere l'animale domestico nel cortile.

- Mantenersi a distanza dalle altre persone quando si gioca o si cammina con i propri animali domestici.

- Chiedere a qualcuno della famiglia di prendersi cura di loro mentre si è malati.

- Lavarsi spesso le mani qualora sia necessario prendersi cura dei propri animali domestici mentre si è malati.

Il capitolo è stato modificato da un articolo di Scottie Andrew, CNN.

Fonti:

Dr. Leana Wen, former Baltimore City Health Commissioner and an emergency physician and public health professor at George Washington University in Washington.

Dr. Koushik Kasanagottu, an internal medicine resident physician at John Hopkins Bayview Medical Center in Baltimore, Maryland.

Dr. Richard Kuhn, a virologist, director of the Purdue Institute of Inflammation, Immunology and Infectious Disease and editor-in-chief of the journal "Virology."

Centers for Disease Control and Prevention.

Addendum

Risorse utili:

- American cancer society information on head and neck cancer at: http://www.cancer.gov/cancertopics/types/head-and-neck/

- United Kingdom cancer support site on head and neck cancer at: https://www.macmillan.org.uk/information-and-support/larynx-cancer

- International Association of Laryngectomees at: https://www.theial.com/

- Oral Cancer Foundation at: http://oralcancerfoundation.org/

- Mouth Cancer Foundation at: http://www.mouthcancerfoundation.org/

- Support for People with Oral and Head and Neck Cancer at: http://www.spohnc.org/

- A site that contains useful links for laryngectomees and other head and neck cancer patients at: http://www.bestcancersites.com/laryngeal/

- Laryngectomee Newsletter by Itzhak Brook MD. COVID-19 management in laryngectomees

- https://laryngectomeenewsletter.blogspot.com/

- Head and Neck Cancer Alliance at: http://www.headandneck.org/

- Head and Neck Cancer Alliance Support Community at: http://www.inspire.com/groups/head-and-neck-cancer-alliance/

- WebWhispers at: http://www.webwhispers.org/

- Self Help for Laryngectomee book by Edmund Lauder: https://www.inhealth.com/product_p/ta5000.htm

- My Voice - Itzhak Brook MD information Website at: http://dribrook.blogspot.com

- The Laryngectomee Guide by Itzhak Brook MD. Paperback and Kindle at http://amzn.to/150n3to Free download at http://www.entnet.org/content/laryngectomee-guide

- The Laryngectomee Guide Exapanded Edition, 4th edition. by Itzhak Brook MD, Paperback and Kindle at https://www.amazon.com/dp/1795508299 Free download at http://bit.ly/38BJUnt

- Brook I. My Voice: A Physician's Personal Experience with Throat Cancer. Createspace, Charleston SC, 2009. ISBN:1-4392-6386-8 Paperback and Kindle at http://goo.gl/j3r51V Free download at https://dribrook.blogspot.com/p/my-voice-physicians-personal-experience.html

Gruppi di laringectomizzati su Facebook:

- Laryngectomy Support

- Strictly speaking a laryngectomy

- Lary's speakeasy throat cancer group

- Survivors of head and neck cancer

- Throat and oral cancer survivors

- Head and neck cancer survivors

- Support for People with Oral and Head and Neck Cancer (SPOHNC)

- National Association of Laryngectomy Clubs (NALC)

- Webwhispers Facebook group

- Care givers for laryngectomees

Elenco dei principali fornitori di dispositivi medici per laringectomizzati:

- Atos Medical: http://www.atosmedical.us/

- Bruce Medical Supplies: http://www.brucemedical.com/

- Fahl Medizintechnik: http://www.fahl-medizintechnik.de/

- Griffin Laboratories: http://www.griffinlab.com/

- InHealth Technologies: http://store.inhealth.com/

- Lauder The Electrolarynx Company: http://www.electrolarynx.com/

- Luminaud Inc.: http://www.luminaud.com/

- Romet Electronic larynx: http://www.romet.us/

- Ultravoice: http://www.ultravoice.com/

- Ceredas : http://www.ceredas.com/

Sull'Autore

Il dottor Itzhak Brook è un medico specializzato in pediatria e malattie infettive. È professore di pediatria presso la Georgetown University di Washington DC e le sue aree di competenza riguardano le infezioni da anaerobi e le infezioni del distretto testa-collo, incluse le sinusiti. Ha svolto ricerche approfondite sulle infezioni del tratto respiratorio e sulle infezioni post-attiniche. Il Dottor Brook ha prestato servizio nella Marina degli Stati Uniti per 27 anni. È autore di sei libri di testo di medicina, 160 capitoli di libri di medicina e oltre 770 pubblicazioni scientifiche. È editore di tre riviste mediche e editore associato di quattro riviste mediche. Il Dottor Brook è l'autore di "My Voice-a Physician's Personal Experience with Throat Cancer", "The Laryngectomee Guide" e "In the Sands of Sinai-a Physician's Account of the Yom-Kippur War". È membro del consiglio della Head and Neck Cancer Alliance. Il Dottor Brook ha ricevuto nel 2012 il J. Conley Medical Ethics Lectureship Award dell'American Academy of Otolaryngology-Head and Neck Surgery. Gli è stato diagnosticato un tumore della laringe nel 2006 ed è stato laringectomizzato nel 2008.